DU CHOLÉRA.

Notes écrites, en 1845, par quelqu'un qui se fit infirmier des cholériques.

Le Choléra est-il contagieux ?
Quels sont les préservatifs à employer ?
La médecine a-t-elle adopté un traitement ?

Telles sont les premières questions qui se trouvent dans la bouche de tout le monde aux approches du fléau.

Des gens de l'art ont résumé leurs observations dans des brochures à la portée de tous. Ils indiquent les traitements prescrits à différents sujets et aux différentes périodes de la maladie. Ils suivent, pas à pas, les progrès du fléau, décrivent ses différentes phases, tracent, en un mot, son historique depuis son apparition dans l'Inde, jusqu'au jour où il est venu exercer ses ravages parmi nous.

Il serait téméraire à quelqu'un sans mandat, ignorant même les premiers éléments de la science, de vouloir traiter une aussi importante matière, de chercher à résoudre des questions qui ne le seront de longtemps, sur la solution des quelles les avis demeurent si diversement partagés. Ces notes ayant été utiles, malgré leur peu d'importance, à quelques personnes, pourquoi ne serait-il pas permis de les communiquer à un plus grand nombre, en employant le moyen le plus propice, l'impression? Il serait inutile d'ajouter que l'auteur n'a pas l'intention, moins encore la prétention, d'indiquer un traitement, de prescrire quelque remède ; il énumère des précautions que personne ne saurait condamner; il raconte ce qu'il a vu chez la femme Léottard ou la femme Théroude ; il le fait afin de rassurer les plus effrayés par ce simple exposé. Il nomme deux personnes sauvées, il eût pu en nommer grand nombre.

Le choléra est-il contagieux se demande-t-on ?

La bizarrerie de la marche du fléau, aujourd'hui en Angleterre, le lendemain à Paris, sans avoir frappé les contrées intermédiaires, promenant ses ravages dans les quartiers les plus populeux et les moins aérés, pour revenir les exercer dans les hôtels d'où il est parti. (Tout le monde se souvient qu'un des gens du marquis Maison fut une des premières victimes à Paris). La marche bizarre du fléau semblerait, peut on dire, quelque fois prouver qu'il n'y a point contagion. D'autres circonstances annonceraient la contagion.

Dans certaines villes, les quartiers les mieux aérés, mais où se trouvent les bureaux des diligences, les hôtels qui ont donné momentanément asile aux fuyards des contrées voisines, sont frappés, tandis que les hôpitaux, les casernes, les prisons, sont à peine atteints. Les forçats, au bagne de Toulon, sont proportionnellement épargnés. Le fléau décimait les populations autour d'eux. Des familles entières ont été moissonnées sous le même toit, quelques membres échappés ont trouvé la mort en y rentrant plusieurs semaines après, tandis que, sans être atteintes, des personnes ont passé des jours et des nuits au milieu des morts et des mourants, rendant aux uns les derniers devoirs, prodiguant aux autres tous les soins qu'exigeait leur malheureuse position.

L'on a vu des familles fuyant, être frappées à leur arrivée aux lieux qu'elles avaient choisi pour leur retraite. Quelques fois l'épidémie se répandait autour d'elles; souvent les seules victimes furent celles qui avaient essayé de se soustraire au danger, en se dépaysant.

Contagieux ou non, la question est inutile puisque les préservatifs sont incertains. L'opinion de non contagion étant la plus consolante et celle qui peut produire le plus de bien, il faut l'adopter comme elle l'a été généralement.

Quels sont les préservatifs à employer?

Tout ce qui tient à l'hygiène doit être observé. Il a été dit, ci-dessus, que les hôpitaux généraux, les bagnes, les prisons, ont été souvent plus épargnés que les populations qui les environnaient, il en est de même des casernes. Il faut, sans doute, attribuer cet état de chose à la règle, au genre de vie empreint d'un cachet d'uniformité, de sobriété. Il faut que cette puissance soit bien forte puisqu'elle combat victorieusement tant d'autres causes qui sembleraient devoir préparer les voies à l'invasion du fléau. Telles l'agglomération d'hommes dans un même local, les miasmes qui en résultent, les fatigues auxquelles ils sont assujettis, les peines morales, le mauvais coucher, etc., etc. Un bon préservatif s'il en est, ou du moins une sage précaution, serait de s'astreindre à un bon régime et de s'en écarter le moins possible. Il ne faut pas se borner à une nourriture saine et réglée; les précautious doivent s'étendre sur le genre de vie, la manière de se vêtir, les heures auxquelles il faut prendre sa nourriture : on évitera de s'exposer aux variations atmosphériques, à la rosée du soir ou du matin; on prendra des précautions contre l'humidité surtout aux pieds; on ne se livrera point, si on n'y est habitué, à des exercices violents. Il faut fuir tout sujet de tristesse et tout ce qui peut impressionner vivement. Dans la qualité des aliments, éloigner tout ce qui est venteux ou de difficile digestion. L'abus des liqueurs fortes ou fermentées est aussi très dangereux. On peut prendre du café; ceux qui n'en ont pas les moyens le remplacent par du bouillon de poids chiches. Il ne serait cependant pas prudent de rompre tout à coup avec certaines habitudes; de ce changement subit pourrait résulter d'aussi facheux résultats que ceux que l'on chercherait à éviter. L'émigration n'est pas dans le caractère de tout le monde, cependant on peut la comprendre; on doit saisir l'occasion de l'expliquer aux malheureux qui s'en effraieraient.

Dans aucun cas, l'homme public ne doit abandonner son poste; mais il peut y avoir un bon côté dans l'émigration de la partie aisée de la population. Dans un moment de calamité publique cette portion de la société comprend toujours ses devoirs; les familles émigrées, dans ce cas, ne font point tort à ceux qui vivent habituellement du train de leur maison; elles versent spontanément aux souscriptions de fortes sommes qui peuvent être un dédommagement suffisant du vide qu'elles laissent; elles mettent, souvent, des locaux, des ustensiles, des objets de litterie, à la disposition de l'autorité; leur absence diminue l'agglomération et, en proportion l'intensité qu'aurait pu prendre le fléau.

L'humanité, le dévouement des médecins n'est une question pour personne; cependant le médecin est détourné par sa clientelle de toutes les époques; si cette clientelle est là sous sa main, les moments qu'il consacre à la masse sont moins longs; il marche toujours préoccupé de tel ou tel client qui est souvent, en même temps son ami. En somme, les secours dispersés sur une plus grande échelle sont moins efficaces. Voilà ce qu'il faut faire comprendre à ceux qui sont déshérités des dons de la fortune. Le riche en se retirant, a été ému par ce sentiment que sa présence diminuera les moyens de salut, loin d'y ajouter. Que les émigrations, si elles sont jugées nécessaires, se fassent décemment. Si notre constitution, nos devoirs de famille ne nous permettent point de nous livrer au soulagement de nos semblables, n'aggravons pas leur position, ne leur faisons point sentir, au moment où ils ont besoin d'avoir le moral relevé, la différence qu'établit entr'eux et nous *cette possibilité de s'éloigner* qui leur manque. Que l'émigration se fasse décemment, on ne saurait trop le répeter. Que le pauvre soit persuadé qu'il n'est pas abandonné, mais que l'absence de plusieurs est un allégement incontestable apporté à sa position.

Les précautions à prendre sont donc de se conformer à tout ce que prescrit une bonne hygiène; ne pas s'occuper seulement de ce qui a trait à l'alimentation, aux vêtements, aux exercices du corps et aux heures auxquels ils sont pris; il faut encore écarter avec soin tout ce qui peut frapper le moral trop vivement; faire de la musique, si on est musicien, dessiner, rechercher les personnes dont la société nous plaît le plus. Si nous nous éloignons, si nous nous retirons à la campagne ou dans tout autre lieu, nous établir le plus commodément possible, dans la position la plus gaie; que rien dans notre migration ne puisse nous faire regretter la ville, les habitudes qui nous attachaient à son séjour. Trop d'empressement à venir reprendre ces habitudes interrompues deviendrait funeste à nous et à nos concitoyens : si l'émigration est permise, le retour doit être interdit jusqu'à ce qu'il n'y ait plus danger de recrudescence.

La médecine a-t-elle adopté un traitement?

Chaque médecin paraît avoir sa méthode; l'application a réussi sur les uns et demeurée inefficace pour d'autres. Il n'a pas été possible d'arrêter une opinion positive sur les progrès d'une maladie dont les symptômes sont effrayants et se déclarent successivement ou simultanément avec une rapidité à laquelle on ne comprend rien.

Tel sujet, chez lequel on remarque un plus grand nombre de ces symptômes, est souvent moins en danger que tel autre couché dans la même chambre dont l'état au premier coup-d'œil, aurait paru moins inquiétant.

Les observations sur le tempérament, les habitudes, le genre de vie des sujets attaqués ont produit peu de résultats positifs. Cependant on pense généralement que les personnes adonnées aux liqueurs fortes, celles dont le genre de vie n'est pas réglé, sont frappées de préférence au début. Quoique la médecine ne paraisse pas avoir adopté de traitement fixe, les observations de plusieurs médecins dans le Midi de la France, leur ont fait adopter les moyens actifs; les plus énergiques paraissent avoir été employé avec succès.

« Les ventouses sèches ou scarifiées ; les visicatoires sur lesquels on verse au besoin quelques gouttes d'ammoniaque liquide; des frictions avec la pommade ammoniacale Goudret, ou avec de la teinture de cantharide ; ou toute autre friction vulnéraire. L'usage de la camomille romaine, de la menthe poivrée, des lavements d'eau rose laudanomisés, des lavements avec décoction de tête de pavots blancs, etc. »

Il ne faut jamais désespérer d'un cholérique quelque soit la période qu'ait atteint la maladie, on a vu des guérisons qui eussent pu passer pour miraculeuses.

Des symptômes et signes caractéristiques du choléra.

Le choléra s'annonce, quelques fois, par une diarrhée qui le précède de plusieurs jours. Le plus souvent son attaque est instantanée.

Les symptômes caractéristiques sont des vomissements peu abondants, mais fréquents.

Selles abondantes, inodores, matière qui ressemble exactement à de la crême de riz ou de gruau.

Suppression des urines, des larmes, des sécrétions du cerveau, salive peu-abondante.

Froid glacial, qui gagne des extrémités au tronc, il est surtout sensible sur la langue.

Syanose, teinte bleuâtre qui s'étend autour des lèvres, des yeux, et gagne insensiblement toutes les parties du corps.

Crampes violentes aux molets et aux cuisses plus particulièrement.

Le pouls se perd entièrement; il est tout-à-fait insensible aux poignets et aux tempes.

Amaigrissement à vue d'œil, décomposition du visage; il devient, en peu d'instants méconnaissable.

Fixité des yeux ouverts, tournés en haut, le blanc de l'œil prend la teinte jaunâtre d'un morceau de parchemin *mouillé et plissé.*

La peau paraît insensible au pincement et conserve le pli qu'on lui a imprimé.

Oppression de l'estomac, la voix s'altère, son organe paraît, tout à fait changé.

Effet moral. — Insouciance dont rien ne peut donner une idée. Le patient conserve sa connaissance jusqu'au dernier moment; on le voit s'éteindre sans trop d'efforts. Il y a de rares exceptions: il peut donc recevoir les secours de la religion. On ne saurait trop le répéter, quoi qu'il n'y ait pas de méthode fixe pour le traitement, tout malade pris à temps est ordinairement sauvé. Il s'est fait des cures merveilleuses. En nommant deux ou trois sujets, l'on va exposer mot à mot le traitement suivi dans ces cas.

Plusieurs des symptômes ou signes caractéristiques, énumérés ci-dessus, manquent très souvent; tous ne se remarquent point à la fois.

La marche de la maladie est si bizarre, si incompréhensible, qu'un des remèdes efficaces est la surveillance perpétuelle d'une personne assez capable d'observer le mal pour juger de ses progrès. Cet infirmier doit être d'une exactitude, d'une patience à toute épreuve. Il doit tâter à tout instant le pouls, la langue, les extrémités, afin de tempérer ou augmenter la chaleur lors de la période de réaction, et d'appliquer ce qui lui aura été indiqué par le médecin, *si tel ou tel symptôme se manifestait.* Le malade tend à se découvrir, à se remuer; il faut le recouvrir sans gêner, s'il est possible, la position qu'il vient de prendre; il faut s'ingénier, se créer des moyens : tantôt une couverture, un schall sur le bras qui vient de s'allonger, une serviette chaude sur le col qu'il vient de se découvrir, etc. On doit passer souvent la main dans le lit afin de s'assurer si le malade a fait sous lui; tâcher de savoir le nombre de fois et à quels intervalles; on doit se mettre à même de répondre à toutes les questions du médecin, lorsqu'il fera sa visite.

Dans le cas où le malade irait sous lui fréquemment, on glisserait des serviettes ou des nappes bien chaudes entre lui et les draps; on le ferait avec adresse, évitant de le découvrir. Il faut surtout s'assurer si les urines reparaissent, si elles deviennent abondantes.

On doit toujours conserver dans différents vases, pour les présenter au médecin, les déjections de toutes natures.

CAS GRAVES. -- GUÉRISON.

Lorsque le médecin put se rendre chez la dame LÉOTTARD, il pouvait être dix heures du matin. Dès minuit, elle avait ressenti les atteintes du mal, son état était à peu près désespéré.

« Les selles très caractéristiques, les vomissements fréquents, peu abondants et nécessitant de grands efforts; froid général, langue glacée, face cyanosée, oppression très forte sur l'estomac, voix tout à fait altérée. »

Prévenu qu'il y avait un malade dans cette maison, l'auteur de cette note entra et trouva la Dame Léottard dans l'état ou l'avait laissée le médecin.

D'un coup-d'œuil rapide il prit connaissance des lieux.

Une vieille mère toute en larmes, incapable d'ailleurs de comprendre les prescriptions du médecin, occupée d'un enfant au maillot, celui de la patiente.

Un mari éperdu, un enfant d'une dixaine d'années. Quelques voisins tremblants, attirés par la curiosité, tenus éloignés par la crainte. Point de linge, absence totale des objets de première nécessité. L'INFIRMIER s'étant approché de la malade, reconnut les symptômes qu'il avait appris à connaître au chevet de plusieurs autres. Le médecin rentra sur ces entrefaites, remercia l'aide qui lui arrivait et qu'il connaissait déjà, l'identifia à tout ce que lui faisait éprouver la vue *du sujet*; craintes, espérances, lui indiqua la marche à suivre, etc. Forcé de courir prodiguer ses soins à d'autres malades, il laissa de nouveau son ordonnance dont le mari avait commencé, tant bien que mal l'application.

« Tremper dans de l'eau sinapisée des morceaux de fla-
» nelle, de drap ou de toute autre étoffe, les appliquer
» bouillants sur les jambes, les pieds, les bras, les cuisses;
» les imbiber de temps en temps de cette même eau. Bien

» emmailloter ces parties; faire bouillir un litre d'eau et » préparer une infusion de camomille, en faire prendre de » demi heure en demi heure une ou deux cuillerées à bou» che; passer sur la figure et les tempes un petit linge im» bibé d'eau et d'eau de Cologne. Si les vomissements conti» nuent, u e goutte d'eau froide ou de la glace; si la diar» rhée continue, couper en quatre une tête de pavot, la » faire bouillir dans deux verres d'eau et tirer de là quatre » petits lavements, dont on en donnera un toutes les heu» res s'ils n'étaient point gardés.

» Placer un sinapisme au creux de l'estomac ou sur les » attaches du diaphragme.

» Appliquer un vésicatoire derrière le cou.

» Frictionner les bras et les jambes avec de l'huile essen» tielle de camomille. »

La tisane fut préparée. Des cruchons de grès remplis d'eau bouillante furent placés aux pieds, le long et entre les jambes; les fomentations sinapisées furent appliquées ainsi qu'un sinapisme au creux de l'estomac. Pendant que se préparait le vésicatoire, l'*infirmier* n'ayant pu se procurer de l'huile essentielle de camomille, la remplaça par l'Ammoniaque liquide, mélangé à l'huile d'amendes douces.

A cet effet, les synapismes furent levés avec précaution et replacés après la friction. Les vomissements continuèrent, le premier lavement ne fut point gardé, la chaleur n'était que factice; en un mot l'état de la femme Léottard n'était pas encore rassurant; elle avait vu son confesseur, le moral n'était pas trop abattu. Le médecin revint au bout d'un couple d'heures, se fit rendre un compte exact de tout ce qui avait été observé en son absence, et se décida à appliquer des ventouses scarifiées.

Trois furent appliquées, une au-dessous de chaque sein, la troisième un peu plus bas, au creux de l'estomac. Le médecin fit avec plaisir la remarque que toute sensibilité n'était pas éteinte; il ajouta de l'Ammoniaque dans la soucoupe qui servait pour les frictions et se mit à l'œuvre avec l'Infirmier. Les frictions fréquemment réitérées, sur le soir reparut la chaleur, excitée par les cruchons d'eau bouillante, les fomentations sinapisées; la période algide était passée, la réaction commençait à s'opérer. Le même régime fut continué; la malade parut goûter un peu de calme sur les

10 heures; à minuit l'*Infirmier* fut prendre un peu de repos, il fut rappelé à 3 heures; les vomissements avaient reparu: ils furent attribués à la complaisance funeste d'une jeune femme laissée au chevet de la malade; elle avait donné trop à boire, ne sachant résister aux instances de son amie. La matinée fut très inquiétante, non que le mal fit de nouveaux progrès; mais une des voisines, jeune femme de 25 ans qui s'était trouvée, la veille, dans la chambre de la malade, se trouvait, à son tour, attaquée: tous les soins furent inutiles, en peu d'heures elle mourut entre les bras de son mari.

Le médecin redoutait, sur la femme Léottard, l'effet que pourrait produire cette mort si subite et les cris de désespoir de son mari. Les prévisions furent heureusement déçues, l'état de la malade n'empira point, le vésicatoire n'ayant pas bien pris, un second fut appliqué.

Les urines ne reparaissaient point; le médecin fit faire des frictions le long de l'épine dorsale et dans les régions du bas-ventre. Il fit prendre, dans la soirée, de la tisane de parietaire et appliquer un cataplasme de la même plante sur le bas-ventre; dans la nuit les urines reparurent très abondantes; dès-lors l'état de la femme Léottard ne laissa plus d'inquiétude, elle entrait en convalescence.

La femme Léottard nourrissait, les seins durs et enflés la faisaient horriblement souffrir, le médecin ordonna des cataplasmes émolients et des frictions de cérat camphré.

La camomille fut remplacée par de l'eau de gomme. Le troisième jour la malade fut en état de prendre un peu de tisane de poulet.

La femme Théronde avait eu la diarrhée pendant plusieurs jours: elle fut saisie d'un froid glacial dans la matinée; deux médecins se trouvèrent heureusement à sa portée; l'un avait soigné des pestiférés à Jaffa, le second avait sauvé la femme Léottard, il envoya chercher son infirmier.

Lorsque l'infirmier arriva, déjà les sinapismes avaient été apposés, les selles étaient bien caractérisées, les crampes très fortes, les vomissements fréquents, altération de la voix, cyanose assez prononcée au visage, langue glacée. Le médecin laissa la prescription suivante:

« Un vésicatoire au cou, un vésicatoire à l'épigastre, » frictions aux bras, aux jambes, aux cuisses avec de la » teinture de cantharide; tisane de camomille très forte, » prise de demi heure en demi heure, (deux cuillerées à » bouche prise chaude), y ajouter quelques gouttes de rhum, » une tête de pavot en deux verres d'eau pour quatre petits » lavements donnés successivement s'ils ne sont pas gardés. »

Les cruchons d'eau bouillante placés, l'*infirmier* leva les sinapismes pour frictionner les parties qu'ils couvraient; les fomentations sinapisées furent de nouveau appliquées pendant une heure, malgré les prières de la malade chez laquelle se ranimait la sensibilité Les vésicatoires ne prenant pas, furent levés; on remit des mouches dessus, on les arrosa avec quelques gouttes d'ammoniac liquide: les frictions furent continuées pendant toute l'après-dînée. Le soir, la réaction s'était opérée complètement, la chaleur paraissait assez naturelle, le pouls était cependant encore bien bas. La tisane de camomille fut remplacée par la tisane de poulet.

Tout le monde sait faire cette tisane. Un litre d'eau bouillante dans laquelle on plonge, pendant un quart d'heure, un jeune poulet étouffé et écorché ou plumé chaud, une feuille d'oranger et une pincée de riz. — La malade prit, le soir, un deuxième lavement et quelques cuillerées de tisane de poulet. Sur les minuit, le médecin craignant que cette boisson ne fût trop rafraîchissante, y fit ajouter quelques gouttes de rhum. On avait été obligé de le supprimer dans la tisane de camomille parce que la malade l'avait immédiatement rejeté. Cette fois, il produisit bon effet et fut conservé.

La nuit fut paisible: le lendemain, la réaction était complète. Dès-lors la femme *Théronde* fut jugée hors de danger. Elle continua à prendre de la tisane de poulet pendant quelques jours, augmentant la dose et la force.

RÉSUMÉ.

Le premier soin, lorsque le choléra fait invasion dans une famille, est de faire prévenir un médecin. Ces messieurs se multiplient dans ces malheureuses circonstances. Néanmoins, comme ils ne peuvent être sur plusieurs points à la fois, les progrès du mal étant, d'un autre côté, très-rapides, LES GENS DE COEUR ne doivent point craindre qu'on les accuse de faire illégalement la médecine. Ils peuvent, en attendant l'arrivée du docteur, se mettre à l'œuvre. Un résumé du traitement, suivi dans les cas exposés ci-dessus, peut servir de guide pour tout ce qui n'est pas *application médicale* proprement dite.

Couvrir le malade avec des couvertures chaudes, éviter de lui charger l'estomac.

Placer des cruchons d'eau bouillante aux pieds, le long des jambes, et des cuisses, en dehors et en dedans.

Frictionner avec un morceau de drap ou de flanelle trempé dans de la teinture de cantharide, — de l'huile camphrée, — de l'huile essentielle de camomille, — d'amandes douces, mêlée à de l'ammoniac liquide — ou vulnéraire. — Appliquer des sinapismes aux pieds, aux jambes, aux bras, le long des cuisses, ou des fomentations sinapisées, c'est-à-dire des morceaux de flanelle trempés dans de l'eau bouillante dans laquelle on a mis de la moutarde. Les parties frictionnées et sinapisées peuvent s'envelopper avec de la flanelle sur laquelle on place de la toile ou du tafetas ciré.

Il ne faut pas craindre d'incommoder le malade avec les sinapismes. Pour frictionner, on passe les mains sous les couvertures, afin d'éviter de découvrir le malade.

Rien ne peut s'opposer encore à ce qu'on administre un lavement du contenu d'un demi-verre d'eau, une tête de pavot dans deux verres d'eau pour quatre lavements, ou de l'eau Rose laudanomisée.

On peut faire boire, de quart d'heure en quart d'heure, en attendant la venue du médecin de la tisane de camomille romaine. On peut y ajouter de l'eau de menthe poivrée ou du rhum. Quelquefois le malade ne supporte pas le rhum.

On peut se procurer des vésicatoires qui seraient tout prêts au cas où le médecin, à son arrivée, en ordonnât l'application sur le creux de l'estomac pour arrêter les vomissements; de l'ammoniac liquide pour activer le vésicatoire, au cas, encore, où le médecin eût à l'employer.

Souvent le médecin appose le vésicatoire sur l'emplacement des ventouses, — tenir à sa portée tout ce qui est nécessaire, un verre, un peu d'étoupes, ou du papier.

Si la période algide ou de froid passe avant l'arrivée d'un médecin, ce qui peut arriver, si les premiers soins ont été promptement administrés, il faut éviter de donner trop souvent à boire, afin de ne pas provoquer de nouveaux vomissements. Alors, on substitue l'eau de gomme à la camomille.

L'on peut, aux premiers jours de la convalescence, employer la tisane de poulet ou un léger bouillon de veau dans lequel on met une pincée de cerfeuil.

La non-contagion est croyance si ferme chez l'auteur de ces notes, que se trouvant, en 1849, dans une contrée menacée par le choléra, son premier mouvement fut de conduire sa femme et une autre personne au chevet de ceux qui se trouvaient les premières victimes. Il s'en fit aider pour les frictions et autres soins à donner. Les voisins, les parents, tenus à l'écart par la frayeur, furent enhardis par cet exemple. La présence de deux femmes dévouées suffit pour détruire l'effet moral produit par l'apparition du fléau.

Une personne appelée à donner des soins à un cholérique avait reçu, dans la matinée, un coup de dent d'un malade, atteint d'une colique néphrétique, au moment où elle essayait de lui faire avaler quelques calmants. Le doigt, saignant, elle frictionna le cholérique (enlevé en quatre heures), lui administra tous les secours, mêlant son sang et sa sueur à toutes les émanations du patient. Elle enveloppa, plus tard, le cadavre dans le suaire avant d'avoir trouvé le moment d'étancher le sang de sa blessure.

Un jeune médecin, blessé en brisant de la glace, se trouva à peu près dans le même cas. L'un et l'autre n'éprouvèrent pas la moindre indisposition.

Une personne, vouée au service des cholériques, vit périr plusieurs de ceux qui l'assistaient. Cette personne avait, d'un autre côté, des devoirs très-fatiguants à remplir. Elle prenait donc sur ses loisirs, sur son sommeil, sur l'heure des repas; mangeait ce qu'elle pouvait, souvent des crudités, des oignons crûs. Six semaines d'une tension morale continuelle, de fatigues incessantes, une nourriture peu saine à laquelle elle n'était pas habituée, six semaines d'un genre de vie si rude peuvent rassurer ceux qui vivent ordinairement de privations. Dieu a des grâces pour chaque condition.

Riches ou pauvres, nous sommes sous sa main ; pas un cheveu de notre tête ne tombera sans sa permission. Unissons nos prières à celles de l'Eglise : la paix, la tranquillité d'esprit sont conseillées ; cherchons cette paix à la véritable source.

Nous la trouverons dans l'accomplissement de nos devoirs religieux ; nous la trouverons encore aux pieds des autels, en face du Très-Saint-Sacrement ; aux pieds des images de Marie. Invoquons la Bienheureuse Germaine qui, en tant de circonstances, a protégé, d'une manière si efficace, plusieurs d'entre nous. Adressons-nous aux Saints dont les reliques reposent dans nos églises : leur intercession puissante a préservé cette cité à d'autres époques. Dieu se laissera peut-être encore fléchir. Unissons-nous à ceux qui font une quarantaine de prières.

Si l'épreuve devait nous être réservée, ne cessons de prier Celui qui a la puissance d'en abréger la durée. Le premier moyen de fléchir la colère divine sera, ne l'oublions pas, *la charité*. Bannissons toute crainte, volons au secours de ceux de nos frères qui seraient frappés avant nous.

On peut se faire une idée de la stupeur, de la douleur d'une famille dont un ou plusieurs membres sont atteints. Si cette famille est peu éclairée, toutes ses facultés peuvent être paralysées, et cependant les progrès du mal s'annoncent à chaque instant par de nouveaux symptômes. La présence au sein de cette famille d'un étranger dévoué sera une bénédiction du ciel. Que chacun désire devenir cet étranger sauveur, que chacun rivalise de zèle dans la mesure de ses forces, que ceux qui ne peuvent agir personnellement ajoutent, par leurs offrandes, aux moyens d'action.

Si l'heure d'un de ceux qui se dévoueront était marquée, hé bien ! à cette heure, il bénirait la main de Dieu ; il pourrait lever au ciel des regards pleins de confiance au moment de paraître devant celui qui ne laisse pas sans récompense le verre d'eau offert en son nom.

21 août 1854.

21 août 1854.

Plusieurs journaux donnent la note suivante, qui a été répandue à profusion à Marseille.

Une petite poignée de camomille romaine, autant de feuilles de menthe poivrée, faites bouillir cinq minutes dans un litre d'eau, passez *avec pression.* Prenez pour un homme deux cuillerées d'eau-de-vie ou de rhum, une cuillerée de sucre, six cuillerées de votre infusion bouillante, faites boire ce mélange le plus chaud possible. Environ trois quart d'heure après répétez la même dose. Ne donnez rien à boire au malade entre les deux doses du remède, mais seulement une heure après la seconde dose. Faites tout votre possible pour réchauffer le malade. S'il désire se découvrir, sous prétexte qu'il est brûlant, recouvrez-le malgré lui; faites tous vos efforts pour amener chez le malade une sueur abondante. C'est en rétablissant la sueur extérieure que vous diminuerez le feu intérieur; faites de la tisane avec de la menthe poivrée et de la camomille en y ajoutant du sucre. A défaut de menthe, mettez du tilleul et faites boire chaud. Donnez des lavements avec de la graine de lin et têtes de pavots. Lorsque le malade se plaint de l'estomac, faites-lui prendre de la thériaque de la grosseur d'une petite noisette dans deux travers de doigt de vin rouge chaud. On peut aussi administrer, avec succès des lavements faits avec de la thériaque.

Quand la réaction sera operée, soulager le malade en diminuant le nombre de couvertures. Dans le cas où le malade se plaindrait de maux de tête, faites des sinapismes au gras des jambes avec de la farine de lin soupoudré de moutarde.

Les sœurs de charité paraissent avoir employé ce remède à Marseille, avec le plus grand succès, sur des hommes déjà noirs.

Elles distribuaient le remède tout préparé.

MAIRIE DE NIMES.

Nîmes, le 15 Juillet 1849.

Monsieur,

La ville de Nîmes n'a pas oublié qu'en 1835, à l'époque du choléra, de braves ......, au nombre desquels vous vous trouviez, firent noblement leur devoir auprès du lit de douleur des cholériques. En vous accordant cette attestation, Monsieur, je suis heureux de pouvoir acquitter auprès de vous la dette de la cité et faciliter à votre dévouement l'occasion de continuer, au sein des mêmes fléaux, une honorable et sainte mission.

Veuillez agréer, Monsieur, l'assurance de ma plus haute considération.

Ph. EYNETTE, *Maire.*

MAIRIE DE.....

....., le 23 juillet 1849.

Monsieur

J'ai reçu la lettre que vous m'avez adressée aujourd'hui pour offrir si généreusement vos services et ceux de Madame de....., dans le cas où le choléra morbus prendrait de l'extension à...., et nécessiterait la création d'ambulances.

J'accepte vos offres avec la plus vive reconnaissance, et je m'estimerais heureux que votre dévoûment trouvât de nombreux imitateurs.

Je vous renvoie les pièces jointes à votre lettre, et qui prouvent que dans de semblables circonstances vous avez rendu de grands services dans la ville de Nîmes.

Je n'avais pas besoin de ces preuves pour savoir tout le dévouement que l'on peut attendre de vous.

Veuillez agréer, etc.

Le Maire, BOSC, fils.

La Vérité, journal de M. l'abbé Migne, a donné, depuis l'apparition du choléra de 1854, plusieurs lettres d'ecclésiastiques qui remercient le journal de leur avoir fait connaître le traitement par l'ESPRIT DE CAMPHRE, préconisé par le docteur Hahnemann. L'ESPRIT DE CAMPHRE se compose d'une partie, en poids, de camphre et de 19 parties d'alcool à 32 degrés.

Aux premières atteintes du choléra, on en administre 3 gouttes, puis 2 gouttes de cinq minutes en cinq minutes. Lorsque la réaction s'annonce, on administre les gouttes de quart d'heure en quart d'heure, de demi-heure en demi-heure, d'heure en heure et de deux heures en deux heures.

Toulouse, Imprimerie DELSOL.

www.ingramcontent.com/pod-product-compliance
Ingram Content Group UK Ltd.
Pitfield, Milton Keynes, MK11 3LW, UK
UKHW021041200726
13857UKWH00005B/1853